Te $\frac{25}{29}$

RÉSUMÉ PRATIQUE

DE LA

MÉTHODE CURATIVE

ANTISCROFULEUSE ET ANTIMORVEUSE

avec une lettre

A M. le Professeur Rey

sur ses expériences essayées à Lyon.

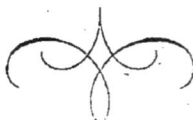

NICE.

Imp. Nationale, rue Saint-François-de-Paule, 18.

1861.

RÉSUMÉ PRATIQUE

DE LA

MÉTHODE CURATIVE

ANTISCROFULEUSE ET ANTIMORVEUSE

PAR

G. GRIMELLI

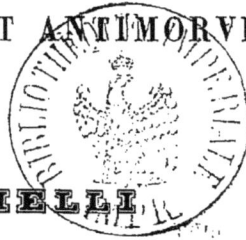

Professeur Emérite à l'Université Royale de Modéne.

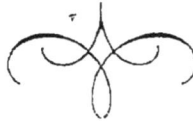

NICE.

Imp. Nationale, rue Saint-François-de-Paule, 18.

1861.

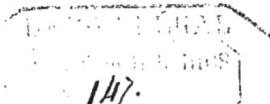

D'après des études de pathologie comparative., faites en suivant les observations les plus exactes et les expériences les plus diligentes, on reconnait que l'état pathologique strumeux se manifeste dans la race humaine sous la forme scrofuleuse et tuberculaire, et dans la race chevaline sous les apparences farcineuses et morveuses.

A ce propos nous ajoutons que par ces observations et par ces expériences comparatives de la scrofule humaine et de la morve chevaline, et qu'en étudiant les ressemblances et les dissemblances éthiologiques, symptomatiques et thérapeutiques de ces maladies nous avancerons dans la vraie doctrine pratique qui apprend à les traiter et à les guérir.   (G.)

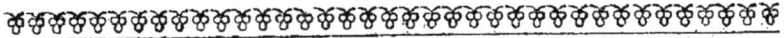

Pendant des observations persévérantes et pendant plusieurs expériences médicales, faites dans le courant de six années, il m'a été donné de reconnaître dans la Strychnine, agent nervin-moteur très-puissant, une action tout-à-fait spéciale laquelle s'étend du système nerveux musculaire au système lymphatique ganglionnaire avec des effets physiologiques et thérapeutiques corrélatifs, qui se manifestent en provoquant l'action lymphatique ainsi que la résolution des tumeurs ganglionnaires froides et chroniques.

C'est pourquoi j'ai employé bientôt le remède strychnique soit seul soit mêlé à d'autres médicamens appropriés contre les affections pathologiques qui sont caractèrisées par l'atonie du système lymphatique, de ses vaisseaux et de ses ganglions ou glandules:

telles que sont justement les affections scrofuleuses dans la race humaine et les affections morveuses chez les chevaux. De la sorte j'ai obtenu maintes fois des résultats salutaires et des guérisons extraordinaires.

C'est en suivant ces études que, par l'emploi de médicaments spéciaux morphistrychniques et arseni-strychniques, j'ai pu établir une méthode curative antiscrofuleuse pour l'espèce humaine et antimorveuse pour l'espèce chevaline.

Or, je crois ce Résumé pratique très-opportun, d'autant plus que dans l'application de ces méthodes nous obtenons de résultats plus ou moins positifs ou négatifs selon les conditions et les circonstances différentes que je vais tracer en peu de mots.

Et en cette matière je crois aussi de publier une lettre à M. le Professeur Rey de Lyon sur quelques expériences qui se rapportent à la Méthode Curative Arsénistrychnique Antimorveuse et qui essayées à l'École Zoojatrique de Lyon ont donné des résultats négatifs qui méritent quelques considérations.

Nice, Octobre 1861.

MÉTHODE ANTISCROFULEUSE

D'APRÈS LE REMÈDE MORPHISTRYCHNIQUE.

—————————⟶⟶◇◆◇⟵⟵◇•—————————

Le remède morphistrychnique, selon l'application
que j'ai introduite, se compose de morphine
et de strychnine mêlées ensemble de manière
qu'on obtient un médicament aussi innocent et
tolérable qu'actif et salutaire.

Comme la morphine et la strychnine, saturées
chimiquement par l'acide sulfurique, donnent des
combinaisons salines bien définies, permanentes
et solubles convenablement dans les humeurs
animales, j'ai toujours préféré, pour la préparation du médicament morphistrychnique, le sulfate de morphine et de strychnine, et les résultats ont été les plus salutaires.

On obtient ce remède comme sulfate mixte de
morphine et de strychnine en mêlant à sec et en
poudre très-fine le sulfate de morphine et celui
de strychnine; et en cette mixtion j'ai reconnu
que si le sel de morphine est réuni en double dose
au sel de strychnine, le remède est bien toléré et
salutairement actif.

On peut aussi obtenir ce remède comme double sulfate de morphine et de strychnine par voie humide, dissolvant la morphine et la strychnine alcalines et pures, en proportions équivalentes et presqu'égales de poids, dans l'eau acidulée par l'acide sulfurique, pour obtenir la neutralisation des alcalis sous la forme de double sulfate soluble et précipité par évaporation. Cette préparation est vraiment active et salutaire autant que l'autre si elle n'est encore meilleure.

Au reste de quelque manière qu'on prépare ce remède soit comme sulfate mixte, soit comme sulfate double, on reconnaîtra avec moi qu'il est toujours toléré et salutaire, en le donnant depuis un seizième jusqu'à un huitième de grain par fois, (*) et une, deux ou trois fois par jour selon la complexion, le sexe et l'âge du malade.

J'ai eu l'occasion maintes fois de remarquer dans ce remède, de quelque manière qu'on le prépare, une action universelle sensitive motrice, plus ou moins calmante analgique et aussi soulageante eucrasique, et une action locale excitante et résolutive des engorgements scrofuleux. Néanmoins dans le sulfate mixte de morphine et de strychnine j'ai vu sur l'action universelle prévaloir

---

(*) Cette dose est équivalente en poids aux trois jusqu'à six milligrammes par fois.

la locale jusqu'à produire une réaction flogïstique résolutive des engorgements scrofuleux et suppurative cicatrisante des plaies. Et dans le double sulfate de morphine et de strychnine j'ai vu prévaloir l'action universelle calmante analgique soulageante eucrasique plutôt que la locale qui dans cette préparation est plus légère mais toujours antiscrofuleuse.

Ce médicament on le donne en poudre aussi bien qu'en pilules ou en sirop un peu avant ou après le repas, parce qu'en le continuant tous les jours sans relâche soit d'nne manière soit de l'autre, je l'ai trouvé utile contre l'affection strumeuse de toute forme, scrofuleuse ou tuberculaire.

J'ai vérifié l'efficacité de ce remède morphistrychnique par son action universelle et corrective particulièrement de la dyscrasie ou cachexie strumeuse ou scrofuleuse ainsi que par une réaction locale sur les tumeurs, et sur les plaies froides, torpides, indolentes et chroniques.

C'est ainsi que ce remède exerce ordinairement en peu de jours une action universelle antistrumeuse, et ses effets sont encore plus salutaires s'il se manifeste avec une nutrition améliorée du malade, ainsi que je l'ai reconnu dès le commencement de son usage.

Je dirai même que ce médicament produit une réaction spéciale sur les parties scrofuleuses, engorgées et ulcérées, en dissolvant ces tuméfactions directement ou en hâtant la suppuration, ainsi qu'en provoquant dans les plaies une suppuration salutaire et cicatrisative.

Ces actions et ces effets qui se vérifient dans les parties extérieures atteintes d'affection strumeuse ou scrofuleuse, ont également lieu dans les parties intérieures surtout mésentériques et pulmonaires avec des chances différentes en rapport avec l'intensité de la strume ou des tubercules mésentériques et pulmonaires accompagnés par des inflammations ou de suppurations plus ou moins graves et corrigibles.

C'est pourquoi le remède morphistrychnique vient à propos pour corriger la strume mésentérique quoique parvenue à un dégré avancé de consomption, d'autant plus qu'en ces cas la maladie se développe en tuméfactions farcineuses ganglionnaires mésentériques susceptibles de guérison, plutôt qu'en inflammations et en suppurations suivies par de dégâts incorrigibles et incurables.

Le même remède, d'ailleurs, qui peut quelquefois prévenir et vaincre la tuberculose pulmonaire aussitôt qu'elle débute et paraît avec de légers symptômes partiels, est impuissant à guérir cette même maladie parvenue, ce qui arrive facilement, à de graves conditions tuberculaires accompagnées par de congestions ou par de suppurations qui produisent malheureusement des dégâts incorrigibles et incurables.

Pendant ces observations et ces expériences, il m'est aussi arrivé de connaitre qu'il est utile de combiner avec le remède morphistrychnique d'autres médicamens selon les formes différentes et selon les complications de l'affection strumeuse. Or il est très bien de le mêler au fer, s'il y a des complications dyscrasiques, ou cachétiques, idroémiques, clorotiques etc., ou à l'arsenic si l'affection prend les formes strumeuses dermatosiques, telles que les dermatosis les plus graves et les plus obstinées même sous la forme lépreuse; ou si elle se présente sous de formes strumeuses arthrocaciques, c'est à dire s'il y a des arthrocaces, qui ne sont ni moins graves ni moins obstinées, telles que les pedarthrocace, la spina ventosa, etc.

Au sujet de l'application de ce remède morphistrychnique, j'ajouterai que l'ayant mêlé plusieurs fois avec le fer, en ajoutant au sulfate soit mixte soit double de morphine et de strychnine le décuple du sulfate de fer, et ayant donné ce mélange en dose correspondante au seizième ou au huitième de grain morphistrychnique combiné avec le grain ou le demi-grain de fer, j'ai obtenu la guérison parfaite et prompte des cachexies clorotiques les plus rébelles aux méthodes curatives ordinaires.

Et en ce qui touche le mélange du dit remède morphistrychnique avec l'arsenic, je dirai qu'il suffit de le mêler avec un dixième d'acide arsenieux et de l'administrer dans la dose correspondante toujours à un seizième ou à un huitième de grain morphistrychnique réuni pourtant à la centième ou à la cinquantième partie de grain arsénieux pour avoir des effets bons et salutaires dans les dites formes strumeuses dermatosiques et arthrocaciques.

J'ai trouvé aussi que ce médicament appliqué extérieurement sur les plaies strumeuses et carcinomateuses et même gangréneuses en dose équivalente et égale à celle qu'on donne intérieurement, produit des effets heureux aussi partiels qu'universels. Pour celà il suffit de mêler le même médicament depuis le seizième au huitième du grain avec une prise d'amidon pulverisé pour en saupoudrer les plaies une ou deux fois par jour, et en aura-t-on tout de suite une suppuration améliorée et un calme incomparable. Les observations auxquelles je me suis adonné m'ont aussi montré qu'en saupoudrant avec ce même médicament les plaies les plus gangréneuses telles que sont les gangrènes nosocomiales, leurs dégâts funestes en sont bientôt corrigés, et l'infection suppurative pernicieuse en est maîtrisée merveilleusement.

Dans l'usage méthodique de ce remède pourtant il est bien de ne négliger d'aucune manière le régime diététique afin que la nourriture soit aussi recrémentielle et excrémentielle, c'est-à-dire d'une digestion facile reconstituante avec régulière évacuation alvine quotidienne, moyennant laquelle on empêche dans les humeurs l'accumulation excessive et mal tolérée du médicament qui est ordinairement éliminé par les voies intestinales et urinaires.

Et si par une dose excessive ou par une sensibilité et une irritabilité extraordinaire le remède produit quelque symptôme d'intolérance soit morphynique assoupissante ou strychnique érétisiaque, soit spasmodique ou convulsionnaire il suffit de diminuer la dose ou de la suspendre pour quelque temps; mais dans le cas d'une intolérance plus forte il sera bien d'administrer une boisson de café noir mêlé avec un peu de gland ou vraiment une émulsion gommeuse avec un peu de tannin delayé.

Je suis heureux enfin de pouvoir assurer que le remède morphistrychnique, de quelque manière qu'on l'emploie dans les cas indiqués soit pur, soit combiné avec d'autres médicamens, soit pour peu soit pour beaucoup de temps mais toujours à la tolérance, il ne manque jamais d'être utile et salutaire quoiqu'il ne puisse pas corriger et vaincre radicalement les maladies devenues incurables.

Et en effet dans les cas où l'usage de ce médicament a été prolongé même comme remède calmant les souffrances jusque dans l'extrémité de la vie, la necroscopie a concouru à confirmer son innocence et son utilité, en ayant présenté, même parmi les plus irréparables dégâts pulmonaires de la tubercolose, quelques tubercules arrêtés dans la fusion suppurative ou desséchés à leur manière.

Avant d'arrêter ici mes observations je remarquerai encore que le remède morphistrychnique aussi pur que mêlé à l'acide arsénieux a toujours été utile d'après mes expériences là même où l'affection scrofuleuse est plus fréquente et plus intense et qu'en même temps il produit de bons effets sur les animaux souffrants des maladies strumeuses les plus graves, comme justement j'ai vérifié dans les solipèdes qui furent pris par le farcin et la morve.

MÉTHODE ANTIMORVEUSE

D'APRÈS LE REMÈDE ARSÉNISTRYCHNIQUE.

Parmi mes observations et mes expériences sur le remède morphistrychnique, il m'a été donné de le reconnaitre utile et salutaire, non seulement contre la scrofule humaine, mais aussi contre la morve chevaline, ainsi que d'abord j'ai pu m'en apercevoir dans l'Ecole médicale et vétérinaire de Modène.

Et comme le susdit remède, administré depuis un seizième à un huitième de grain, est utile contre la scrofule humaine, de même si on le donne depuis quatre à six grains chaque fois, (*) et une , deux, trois fois par jour de suite à un cheval morveux ou farcineux, ordinairement il en résulte bientôt un grand avantage salutaire et même la guérison complète dans l'espace de trois ou quatre semaines.

J'ai également reconnu que l'efficacité du remède morphistrychnique , augmente dans son action antimorveuse, en le mêlant à l'acide arsénieux en dose correspondante à la tolérance du

_____

(*) Cette dose est équivalente en poids à vingt jusqu'à trente centigrammes par fois.

cheval, qui supporte cet acide arsénieux en dose plus que double que la dose morphistrychnique.

Et parce que dans ce remède la strychnine est l'agent le plus actif contre la morve, j'ai réuni à la strychnine toute seule l'acide arsénieux dans les proportions salines de sousarsénite, d'arsénite et de surarsénite de strychnine, en ayant de cette manière même un remède très-actif et utile contre les affections morveuses et farcineuses des chevaux.

Ces observations communiquées par moi sans aucune réserve à M. le Directeur de l'Ecole R. Zoojatrique de Turin, ont été vérifiées dans la même Ecole par une série d'expériences sur le traitement de la morve chevaline et du farcin, avec les arsénites de strychnine, et par de résultats très heureux.

Le remède arsénistrychnique on l'obtient en mêlant par voie humide l'acide arsénieux et la strychinine alcaloïdée dans les proportions chimiques du biarsénite de strychnine, savoir une partie d'acide et deux parties d'alcaloïde, ou en mêlant en poudre à sec l'acide arsénieux et la strychnine alcaline en doses égales et plutôt avec prépondérance de l'acide sur l'alcaloïde ; car même de cette manière on a le remède arsénistrychnique très propre contre la morve.

Afin que ce médicament puisse produire les effets désirés il faut débuter par la dose de la tolè-

rance ordinaire dans les chevaux. Cette dose est
de huit à dix grains dans le biarsénite de strychnine, et de dix à vingt grains dans le mélange d'a-
cide arsénieux avec la moitié de strychnine alcaloïdée. Il faudra bientôt augmenter cette dose dès
dix à vingt grains dans le biarsénite de strychnine
et dès vingt à quarante grains dans la mixture arsenistrychnique jusqu'à la complète tolérance tout
proche de l'intolérance, qui se manifeste par une
excitation nerveuse musculaire sous la forme *d'i-
péresthésie érétisiaque* avec une sensibilité sur-
excitée et une irritabilité convulsive. De telle manière en continuant l'usage de ce remède soit en
poudre, soit en pilules, soit en solution, en dose
quotidienne et partagée en deux ou trois fois par
jour près de l'intolérance, nous avons ordinairement les effets universels d'une nutrition améliorée
avec des effets locaux de cicatrisation dans les
ulcères intérieures du nez, de résolution dans les
engorgemens lymphatiques ganglionnaires; de disparition de l'écoulement morveux.

C'est de cette manière que le susdit remède
arsenistrychnique peut guérir la morve dans ses
formes différentes et surtout dans ses formes extérieures, c'est-à-dire celle qui atteint les narines et qui s'étend aux tissus cutanés sous les
apparences farcineuses. Mais ce remède même
reste inefficace si la morve est parvenue à un

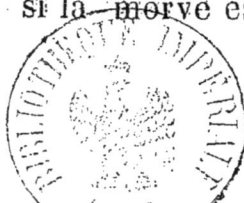

haut degré par des altérations et par des lésions intérieures, surtout si elles prennent les seins maxillaires et frontaux et les viscères pulmonaires.

Il est parfaitement reconnu que l'affection morveuse quoique extérieure a une tendance à s'enfoncer dans les organes en attaquant les seins maxillaires et frontaux sous la forme appelée *épitelioma* par M. Ercolani et en envahissant les tissus parenchimateux pulmonaires sous la forme nommée *pneumonite lobulaire* par M. Reyer: et dans ces cas la maladie est curable jusqu'à la guérison sur le début de ces altérations, mais elle est inguérissable si ces altérations empirent jusqu'aux lésions suppuratives les plus étendues et les plus profondes.

Je dirai encore que ces dégâts suppuratifs surtout pulmonaires formés dans le parenchyme du viscère de la respiration sans aucune issue par les voies bronchiales sans toux expectorante, tournent facilement à une infection intérieure purulente jusqu'à la condition typhoïde et aussi à une infection extérieure miasmatique.

Or je crois de rappeler que la morve, comme maladie qui parmi les affections strumeuses à une tendance particulière aux suppurations et aux dissolutions, devient affreuse et inguérissable à cause aussi des infections purulentes et des infections miasmatiques. Et comme ces infections sont enfantées facilement par un mauvais régime diététique et par de localités humides et malsaines, c'est d'autant plus nécessaire de les prévenir et de les corriger avec la méthode curative antimorveuse que j'ai tracé, en n'oubliant jamais la nécessité d'une bonne nourriture et d'un lieu salutairement aéré.

À ce propos il me faut ajouter que j'ai dirigé des observations et des expériences spéciales, par lesquelles j'ai appris que l'infection morveuse virulente on la contient moyennant le remède arséni-strychnique selon le traitement indiqué, et que l'infection miasmatique on la prévient par le gaz acide sulfureux. De la sorte j'ai remarqué que par le remède arsenistrychnique ménagé selon la règle susdite, les humeurs morveuses chez les chevaux perdent de leur force virulente, et même deviennent inefficaces pour l'inoculation, mais que pourtant on n'empêche pas l'infection miasmatique dans les écuries fermées. J'ai aussi remarqué qu'on prévient et qu'on corrige l'infection miasmatique en parfumant chaque jour, jusqu'à la tolérance de la respiration, avec le gaz acide sulfureux les écuries, où les chevaux sont abrités; mais que sans le remède arsenistrychnique ce parfum n'ôte pas aux humeurs morveuses leur virulence. C'est l'expérience qui dans ces circonstances les a montrées encore efficaces pour l'inoculation.

Il est bien enfin de remarquer que la susdite

méthode antimorveuse suivie comme il faut jusqu'à la tolérance et même tout proche de l'intolérance, qui se manifeste par de troubles con-
vulsifs ou par de contractions involontaires des
muscles a reçu une sanction frappante par des ex-
plorations pathologiques anatomiques. Car en
vouant à la science l'animal morveux dans les différentes périodes ou de la maladie ou du traitement, on a trouvé les traces salutaires du remède
non seulement dans les cicatrices des ulcères na-
sales les plus intérieures, mais aussi dans le dégorgement morveux des seins maxillaires et frontaux. Et dans le même temps on a trouvé en
voie de résolution la pneumonite lobulaire morveuse, parce qu'elle présentait ses granulations
et ses lobules réduits à de nœuds arides station-
naires ou à des indurations grisâtres même susceptibles de guérison.

Cette anatomie pathologique nous apprend enfin
que la morve et le farcin sont inguérissables en
raison du concours 1° des altérations extérieures
qui représentent la morve cutanée sous la forme
farcineuse caractérisée par plusieurs engorgemens
de la peau tournant facilement en des abcès pu-
riformes; 2° des altérations intérieures morveuses
qui présentent une espèce de farcin nasal avec la
membrane intérieure muqueuse engorgée à la manière d'épithéliome, ou gâtée par des ulcères, et

qui montrent aussi une espèce de farcin pulmonaire avec le parenchyme engorgé par plusieurs
lobules strumeux. Parmi ces altérations extérieures
et intérieures on ne doit pas oublier les mediannes,
c'est-à-dire celles qui atteignent le bout des narines surtout sous la forme ulcéreuse. La tendance
de ces altérations à se répandre plus ou moins
plutôt au dédans qu'au dehors nous sert de règle
et de criterium diagnostique et thérapeutique dans
cette maladie formidable.

Telles sont les conclusions aux quélles m'ont
conduit les observations et les expériences que
j'ai suivi avec tous les soins tant à Modéne qu'à
Turin et même dans mon excursion de Gênes à
Nice. C'est d'après elles que je me suis convain-
cu que la morve est guérissable par le remède
arsenistrychnique si elle n'est pas encore parvenue aux derniers dégâts intérieurs particulièrement pulmonaires et si elle n'est pas encore
devenue maligne par infection pestilentielle.

Après qu'on a reconnu la facilité contagieuse de la morve aussi pour l'homme avec de chances morbifiques qui réclament des études très exactes, cette maladie plus qu'à la médecine vétérinaire appartient à la médecine humaine, tout justement comme il est arrivé de la vaccine en vertu de son inoculation prophylactique contre la vérole.

Et parce que la maladie chevaline connue par le nom de *javard*, qui se réduit à une espèce de farcin aux pieds du cheval, en l'inoculant à la génisse donne la vaccine jennérienne prophylactique permanente contre la vérole, il sera utile de rechercher si même inoculant la morve ou le farcin à quelque animal, on peut rapporter autant de bien à l'humanité.

En attendant il est notable que la morve soignée par le remède arsénistrichnique est corrigée dans sa nature virulente, de sorte que son inoculation produit seulement quelques pustules sous la forme de la vérole, si elle n'a pas encore perdu tout-à-fait sa force virulente.

Lettre

A M. LE PROFESSEUR REY

Chevalier de la Légion d'Honneur.

Dévoué comme je suis aux observations et aux expériences comparatives entre l'affection strumeuse chez l'espèce humaine, sous ses formes différentes depuis la plus légère, comme elle est la scrofuleuse, à la plus grave c'est-à-dire à la tuberculaire, et l'affection du même genre chez l'espèce chevaline sous ses différentes formes farcineuses et morveuses, j'accepte toujours avec reconnaissance toute coopération que les maîtres de la science et de l'art salutaire anthropojatrique et ippojatrique ont l'obligeance de me donner en cette matière.

C'est pourquoi je vous remercie bien, M. le professeur, du soin que vous avez eu, d'après mes mémoires, d'essayer le médicament arsenistrychnique comme remède antimorveux. Mais en même temps, après la relation publiée par vous même dans le journal de *Médecine Vétérinaire* de Lyon, il me faut soumettre à votre jugement quelques remarques sur la règle que vous avez suivie en ménageant ce remède.

Dans le traitement arsenistrychnique antimorveux du cheval on doit débuter par la dose de la tolérance ordinaire, qui est, comme on a déjà reconnu, de 40 centigrammes ou de huit grains à peu près, et qu'on doit journellement administrer au moins en deux fois. Celle-ci est proprement la dose par où il faut commencer le traitement arsenistrychnique antimorveux pour explorer la tolérance individuelle et pour se régler dans le ménagement des doses jusqu'à la complète tolérance. Et au contraire par la susdite relation je vois que vous, M. le professeur, avez débuté par une dose plus petite que les 40 centigrammes indiqués, et que vous avez ordonné tantôt trente, tantôt vingt, et jusqu'à dix centigrammes chaque jour. Ces doses ne sont pas propres dans une maladie si formidable que la morve.

La dose progressive du remède on doit l'élever à la tolérance complète tout près de l'intolérance, laquelle bientôt et constamment se montre en élevant la dose dès 40 à quatre-vingt centigrammes et même jusqu'au gramme par jour. Cette intolérance se produit avec une excitation nerveuse musculaire sous la forme d'ipéresthésie érétisiaque avec une extraordinaire réaction aux impressions ordinaires, et extérieures des sens et avec des frémissemens musculaires jusqu'aux plus frappantes contractions convulsives, toniques cloniques. Cette forme d'ipéresthésie érétisiaque, si elle se tient dans ses limites inoffensives à l'action régulière de la respiration, non-seulement est innocente, mais plutôt salutaire. Car c'est sous la même que nous voyons améliorer la nutrition, s'amoindrir les symptômes morveux par l'écoulement réduit du nez ou par les ulcères qui s'acheminent à la cicatrisation, ou par le dégorgement lymphatique ganglionnaire ou par celui des tissus cellulaires. Et s'il arrive qu'après cette ipéresthésie érétisiaque les symptômes morveux soit du nez, soit de la peau ne présentent aucune amélioration satisfaisante ou qu'ils empirent, persuadons-nous qu'il y a des altérations intérieures incorrigibles, que le malade est incurable et qu'il vaut mieux l'abattre et l'enterrer comme pestilentieux qu'il est.

Je remarque d'ailleurs qu'à Lyon on a essayé dix traitements antimorveux et que les phénomènes de l'ipéresthésie érétisiaque ont manqué bien souvent. Et je ne m'étonne pas qu'ils ne se soient manifestés dans le septième, le huitième, le neuvième et le dixième de ces traitemens, parce qu'on n'a pas ménagé la dose à suffisance; mais il m'a frappé de voir manquer ces phénomènes dans le second et le sixième où les doses suffisantes ont été ordonnées. Mais en ces deux cas je me crois autorisé d'affirmer que la dose ordonnée jusqu'à quatre-vingt centigrammes et pour plusieurs jours sans relâche n'a pas été prise par le malade selon la prescription. Car les expériences que j'ai poursuivies m'ont toujours montré qu'un cheval morveux, quel qu'il soit, sous l'usage continuel même pour peu de jours de quatre-vingt centigrammes de biarsénite de strychnine se ressent infailliblement des effets ipéresthésiaques érétisiaques, c'est-à-dire des frémissemens musculaires et des contractions convulsives jusqu'à tomber. J'ai affirmé que le cheval n'a pas pris le remède convénablement parce que si la médecine vient d'être administrée avec l'avoine ou avec le son, ou si la ménage-t-on en l'enfonçant dans un morceau de pain, il arrive quelquefois qu'il la refuse ou la dissipe même sans que les assistans s'en aperçoivent.

Quand nous serons parvenus à la tolérance complète du médicament jusqu'à l'ipéresthésie érétisiaque avec de résultats salutaires, il est nécessaire de poursuivre le traitement toujours d'après la règle de la tolérance indiquée jusqu'à la guérison qu'ordinairement on l'obtient assez satisfaisante pendant trois ou quatre semaines. Et autant que la bête est susceptible de guérison et que même améliore, il est bien de diminuer la dose, en la continuant néanmoins de sorte que les phénomènes de l'ipéresthésie érétisiaque soient toujours imminents. C'est pourquoi on doit suivre le traitement avec la dose presqu'égale à la dose initiale jusqu'à une guérison très satisfaisante; ce qu'on reconnait par la disparition des plus graves symptômes extérieurs et par les indices qui nous guident à juger que les altérations intérieures, surtout celles des seins maxillaires frontaux et des viscères pulmonaires viennent d'être corrigées. Laquelle guérison si elle a échoué dans les expériences poursuivies à Lyon, j'espère qu'elle ne manquera pas dans de nouvelles tentatives sur les chevaux curables quoique les chevaux morveux y sont peut-être plus qu'ailleurs enclins et sujets aux dégâts pulmonaires incorrigibles et mortels.

Votre relation, M. le Professeur, m'apprend que les traitemens essayés ont été entrepris et poursuivis avec le biarsénite de strychnine dont j'ai fait cadeau à l'École de Lyon pour en hâter les expériences et que de là vous avez conclu qu'il n'y avait à faire aucune objection contre la bonne préparation du remède. C'est en fait que j'ai envoyé de Turin cent grammes de biarsénite de strychnine préparé par M. le Professeur Chiappero, et c'est en fait qu'on a reconnu toujours ce biarsénite comme un remède antimorveux incomparable chez l'École Vétérinaire qui y est dirigée par M. Ercolani. Mais je remarque que de ce biarsénite, d'après la Rélation et selon la somme des doses rapportées, ou en aurait employé une double quantité qu'elle n'était celle que j'ai envoyée. Cela éveille naturellement en moi quelque doute sur la manière dont on l'a administré et me fait désirer aussi de connaitré si mon remède a été employé ou tout seul ou mêlé avec un autre et si les doses ordonnées répondent vraiment à celles qui ont été administrées. Car les phénomènes d'ipéresthésie érétisiaque ayant manqué dans quelques traitemens, comme il arriva dans le second et le sixième, quoique le médicament ait été ordonné jusqu'à quatre-vingt centigrammes par plusieurs jours de suite, on a raison de conclure qu'il a manqué ou en qualité ou en quantité ou même dans l'une et dans l'autre. Je crois que ce fait mérite une investigation tout-a-fait particulière.

Au reste c'est un fait toujours notable que parmi les susdits traitemens ceux qui ont été continués pour beaucoup de temps avec le médicament arsenistrychnique ou qui ont été suivis par l'ipéresthésie érétisiaque, ont aussi présenté de traces d'une prompte cicatrisation des ulcères intérieures au nez et d'un regrès dans la pneumonite lobulaire morveuse. D'après la rélation que vous avez livrée à la publicité, M. le Professeur, les ulcères intérieures au nez en voie d'une prompte cicatrisation, comme il arrive sous l'usage le plus généreux du remède arsenistrychnique, ont été remarquées dans le traitement quatrième, sous lequel le cheval, qui était d'une sensibilité extraordinaire, a présenté l'ipéresthésie éréthisiaque par la dose de 40 centigrammes et

pourtant après cinq jours a été sacrifié. Et puisque de ces dix traitemens nous en avons huit où les seins maxillaires et frontaux
n'ont montré aucun engorgement strumeux sous la forme d'épithéliome si fréquent qu'il est dans la morve, nous en pouvons
déduire que cet épithéliome dans son début on le dissipe facilement par le remède arsenistrychnique, mais qu'il est incorrigible
losque il a tourné à une dégénération carcinomateuse chronique.
Je vois encore que dans le premier, le troisième, le cinquième, le
neuvième et le dixième de ces traitemens la médecine arsenistrychnique a été administrée plus longtemps et que la pneumonite lobulaire présentait ses lobules flogistiques suppuratifs réduits à des indurations grisâtres susceptibles de résolution.
Ceci c'est un sujet d'anatomie pathologique qui mérite vraiment une étude sérieuse; car le cheval morveux ménagé avec la
rigueur de la méthode arsenistrychnique nous aidera aussi dans
nos travaux sur la strume tuberculaire en regrès chez l'homme.

D'ailleurs si dans le premier, le troisième, le quatrième, et le
cinquième des traitemens susdits on a eu les chances d'une amélioration transitoire et puis d'un empirement presque mortel,
cela arrive dans les cas où la morve est parvenue à des intérieures
conditions inguérissables, ou vraiment rencontre des influences
extérieures contraires à la guérison. Parmi les intérieures conditions incurables il y a la pulmonaire à cause des abcès et des
suppurations plus ou moins faciles et promptes à l'infection purulente même sous la méthode la plus propre. Et parmi les influences extérieures les plus contraires à la guérison il y a l'infection morveuse miasmatique de la demeure du cheval malade
par laquelle le malade même empire et les animaux sains de sa
race en sont atteints. Pour prévenir et corriger cette infection je
dirai toujours qu'il ne suffit pas un lieu bien propre et bien aéré,
mais qu'il faut aussi parfumer ce lieu même chaque jour avec le
gaz acide sulfureux jusqu'à la tolérance de la respiration du
cheval qui en raison de cette tolérance nous fait aussi conjecturer
de son integrité pulmonaire.

Je trouve que dans les traitemens entrepris et poursuivis par de doses trop petites en raison de la maladie grave et rapide, tels qu'ils furent le sixième, le septième, le huitième, le neuvième et le dixième, le malade au lieu d'améliorer a continué dans une voie d'empirement. Et je vois de la sorte que la maladie ménagée avec un traitement entre l'allopathique et l'homœopathique, excitée de cette manière à une action salutaire mais insuffisante, peut devenir plus grave par une réaction morbifique qui n'arriverait pas si elle suivait son cours ordinaire sans le dit traitement. C'est pourquoi il faut toujours se garder d'employer le médicament en doses trop petites en raison de l'intensité du mal, de la manière même que nous ne répandrons jamais quelques gouttes d'eau sur un incendie parcequ'elles bien loin de l'éteindre le surexciteraient.

Mais je dois avertir que le remède arsenistrychnique dans sa préparation de biarsénite de strychnine et dans ses doses ordinaires, quoique utile contre la morve commune dans sa nature lymphatique strumeuse sanguine dissolutive, peut devenir inutile ou nuisible si la condition strumeuse se développe avec la condition sanguine flogistique plutôt que dissolvante. Dès mes premières études sur les chevaux morveux entreprises dans l'Italie centrale à Modène et poursuivies à Turin il m'a frappé de voir avec les plus constants engorgemens lymphatiques strumeux le sang présenter ordinairement les indices les plus manifestes de la dissolution, parce que sa crâse veineuse et artérieuse était dissolue, noirâtre ni coagulable, et gardait sa teinte brune même qu'il fût exposé à l'oxigène atmosphèrique. C'est pourquoi j'ai proposé et j'ai reconnu utile le remède morphistrychnique contre la condition lymphatique strumeuse et la sanguine dissolutive, en me persuadant aussi que le remède arsenistrychnique avec prépondérance de strychnine est encore plus efficace contre la strume et la dissolution. Et en étendant mes études sur différens lieux pour y découvrir les chances de la morve, il m'a été donné, surtout en longeant la côte de Gênes jusqu'à Nice,

de reconnaître que les chevaux y sont non seulement moins enclins et moins sujets à la morve, mais encore, que s'ils y sont
pris de cette maladie, présentent la condition lymphatique strumeuse avec la condition sanguine beaucoup moins dissolutive et
plutôt flogistique. Par là j'ai trouvé utile d'administrer le remède arsenistrychnique préparé avec prépondérance de l'acide arsenieux en ayant en lui un correctif de la crâse sanguine flogistique et en même temps une force qui règle favorablement dans
la strychnine son action d'ipéresthésie érétisiaque de sorte qu'elle
devient plutôt antistrumeuse et antimorveuse qu'irritative et flogistique.

Quand il arrive que les chevaux morveux ont leur sang plutôt flogistique c'est-à-dire crassamenteux, épais, rouge dans les veines
et dans les artères, en ce cas, parceque le biarsénite de strychnine
produit facilement l'ipéresthésie érétisiaqne en dérangeant la
respiration et la circulation, on doit employer le remède arse-
nistrichnique préparé avec prépondérance de l'acide arsenieux
élevé au double au triple et même au quadruple et au quintuple
que la strychnine retenue dans sa dose ordinaire. Il suffit à ce
propos de mêler à sec et en poudre un scrupule à peu près d'a-
cide arsenieux avec la moitié de strychnine alcaloïdée ; et
de la sorte en résultera-t-il le remède arsenistrychnique très
propre contre la morve qui tient de la flogosis. A Gênes p. e. il
m'est arrivé de voir avec M. le professeur Massa R. Vétérinaire,
un cheval vieux en diathésis plutôt flogistique souffrant de l'e-
coulement morveux prépondérant chez la narine droite avec le
ganglion sousmaxillaire correspondant engorgé et avec la pituitaire évidemment tumide granuleuse sans ulcères visibles. Lequel soigné tout de suite, en lui ménageant dans un morceau de
pain un mélange en poudre de trois grains de strychnine avec six
grains d'acide arsenieux trois fois par jour, est parvenu en trois
semaines à présenter la résolution complète des symptômes morveux. Et je rapporterai ici un cas très important qui est arrivé à
Savone. Une mule atteinte d'une morve la plus incontestable puis-

qu'elle avait l'écoulement morveux, le ganglion sousmaxillaire engorgé, la pituitaire ulcérée, même avec perforation de la cloison des narines, et plusieurs boutons farcineux qui paraissaient aussi sur les épaules, cette mule, je-dis, a été soignée immédiatement par les habiles vétérinaires MM. Dogliani et Adriani, avec le traitement quotidien de l'acide arsenieux tout-à-fait pur, et puis avec le même acide arsénieux associé en juste dose à la strychnine. C'est par ce traitement que l'animal dans un mois et demi a obtenu la cessation complète de l'écoulement, la disparition des ganglions, la cicatrisation des ulcères et la résolution des boutons farcineux.

Et dans ces cas j'ai vu aussi des heureux résultats soit en donnant quotidiennement l'acide arsénieux mêlé à la noix vomique avec prépondérance sur la strychnine contenue dans la noix vomique qu'on ménageait, soit en donnant et l'un et l'autre séparés et alternativement le matin et le soir. Dernièrement ici à Nice j'ai vu quelques chevaux morveux traités par M. Glichy, médecin-vétérinaire distingué, qui en épuisant journellement deux grammes d'acide arsénieux et six grammes de noix vomique, a obtenu la cicatrisation des ulcères du nez et la disparition de l'écoulement morveux. Ce traitement, quoique l'acide arsénieux y soit prépondérant indéterminément sur la strychnine, laquelle dans la noix vomique diffère facilement de quantité, on ne doit pas le négliger surtout à cause des faits rapportés par M. Martin vétérinaire à Brienne Napoléon (Aube) , et qui confirment la méthode curative arsenistychnique antimorveuse.

De toute manière le remède arsenistrychnique pratiqué contre la morve déploie une action toute à lui, très-utile aussi pour la diagnosis que pour la thérapeutique jusqu'à nous faire distinguer les chevaux morveux guérissables de ceux qui sont incurables. En effet les malades capables de guérison on les voit améliorer par la diminution des phénomènes morveux ordinaires aux premières doses du remède augmentées jusqu'à l'ipéresthésie érétisiaque et par là se produit la guérison autant radicale que le traitement est à la fois prompt et prolongé jusqu'à toute disparition des symptômes. Les chevaux incurables au contraire sous l'action des doses susdites on les voit empirer, et en augmentant ces doses, ils tournent rapidement de l'ipéresthésie érétisiaque à l'ipéresthésie convulsive tétanique et surtout à la toracique suffocante jusqu'à l'asphixie mortelle. De la sorte l'animal qui ne peut guérir est abattu comme il faut.

Devant ces procédés expérimentaux positifs on aperçoit que les expériences arsenistrychniques dans lesquelles la maladie reste stationnaire avec ses symptômes communs et invariables, on se balance entre des améliorations et des empiremens, chances ordinaires de l'état chronique, se réduisent proprement à des expériences négatives et à des observations d'aucune valeur. C'est pourquoi de ces expériences faciles autant que le remède n'est pas bien administré, je ne m'en occuperai plus; mais au contraire je ferai cas de toutes ces expériences où le remède arsenistrychnique aura produit quelques empiremens, et surtout s'il aura fait tourner la maladie chronique en aïgue. Car j'ai vu bien se vérifier cet empirement sous l'usage du remède arsenistrychnique, mais plutôt que par l'action du remède, à cause de l'infection miasmatique dans des abris ou trop étroits ou mal aérés et réduits par là à une condition pestilentielle. Et en effet les animaux en corrigeant et en désinfectant l'air qu'ils respiraient, ont tourné bientôt de la condition aïgue à un état chronique pendant que ceux qui étaient guérissables se sont acheminés à la guérison. Laquelle ils obtiennent par le remède arsenistrychnique ménagé à la dose suffisante pour l'ipéresthésie érétisiaque, et aidé toujours d'une bonne alimentation convoitée par l'animal aussi que de la respiration d'un air pur soit dans le repos de son abri soit qu'on le promène par de lieux bien exposés.

Et si vous, M. le Professeur, aimez de croire encore inguérissable la morve parce que vos essais ont manqué, je regrette que vos jugemens ne s'accordent pas avec les progrès de la science anthropojatrique et zoojatrique, lesquels nous ont appris que la morve et le farcin dans la race solipède et dans l'espèce humaine se montrent sous de différentes formes extérieures et intérieures plus ou moins graves et que dans leur développement plus ou moins rapide sont quelque fois corrigibles et guérissables. Si pourtant vous ne croyez pas de repasser en rigoureux examen vos opinions et d'essayer de nouvelles expériences qui s'accordent mieux avec la Méthode Curative A senistrychnique Antimorveuse, je vous prie d'avoir au moins l'obligeance de sacrifier par le remède arsenistrychnique l'animal morveux que vous jugerez incurable.

Ainsi il vous sera donné de sonder les lésions intérieures, qui après les doses les plus fortes du remède répétées pour trois ou quatre jours au moins jusqu'à le tuer, montrent les signes de quelque amélioration et répandent beaucoup de jour dans cette voie d'expériences et d'observations pathologiques anatomiques.

C'est l'intérêt que j'ai attaché, M. le Professeur, à votre relation qui a reclamé cette lettre. Je suis sûr que vous ne refuserez pas de l'accueillir comme un gage de mon estime que je désire de vous témoigner aussi à Lyon personnellement.

Nice, 20 Octobre 1861.

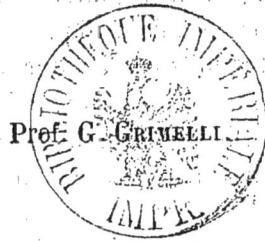

Prof. G. GRIMELLI

www.ingramcontent.com/pod-product-compliance
Lightning Source LLC
Chambersburg PA
CBHW070746210326
41520CB00016B/4604